ガン治癒力を高める心理療法

—精神腫瘍学的治療法—

著

伊丹 仁朗，筒井 昭[illegible]、

星和書店

目　次

序　章

モンブラン頂上めざしたガン闘病者達

この日，私は７人のガン闘病者と共に最後の山小屋（グーテ小屋，標高3780m）を出発し頂上を目指しました。時刻は午前３時，足元は氷雪の急斜面，見上げると満天の星空でした。

しかし，夜明けとともに悪天と化し，やがて猛吹雪となります。８月下旬というのに，真冬の登山です。ヘルメット，ピッケル，アイゼンの装備で，数名のガイドとザイルで繋ぎあって悪戦苦闘の登山を続けます。【写真序-①】

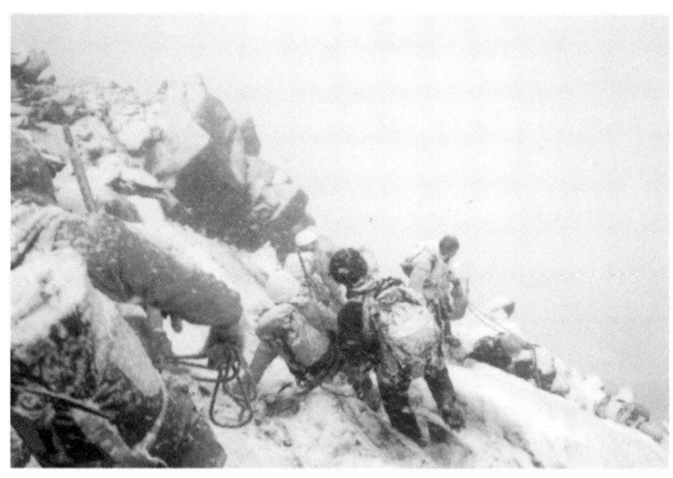

写真序-①：雪と氷の岩壁の登攀

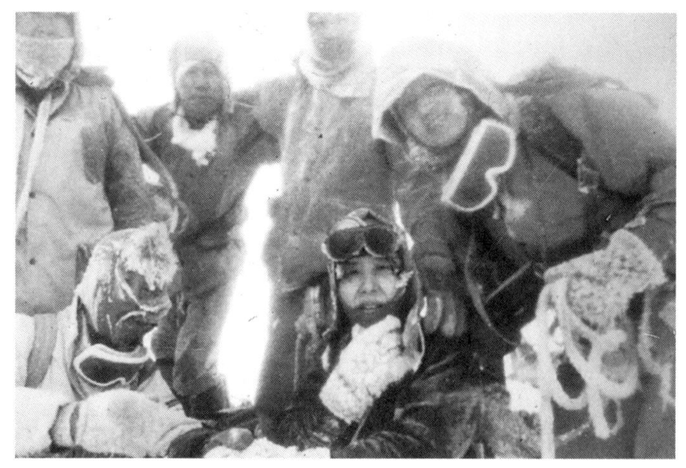

写真序-②：猛吹雪の山頂で（闘病者は中央の女性と左横の２名）

そして，７人全員が頂上直下の避難小屋（バロー小屋，標高4362m地点）まで到達し，内３名の闘病者が猛吹雪の頂上（標高4810m）に立ちました。【写真序-②】

ところが，下山に移った私達は恐るべき死の危機に直面します。昼近いというのに吹雪に囲まれ薄暗い空間を歩いて行くうち，突然一瞬，周囲がパーと明るくなります。「ハッ」とした私（伊丹）は口の中で「ひとぉつ，ふたぁつ」と数えます。すると，ドドーンと落雷。しかも至近距離です。これが繰り返し，眼前を火柱が横に走ります。避ける場所も無い広い雪原の上。私は，自分も含め何名かは雷に撃たれ即死するものと覚悟を決めました。

全員，走り転げながら懸命に下山しました。

そして，奇跡的に全員グーテ小屋まで生還することが出来ました。暖かい小屋の中で一休みした後，私は皆さんに，「さっきは危うく死ぬところだったね，どう思った？」と尋ねました。すると口々に「ガンで死ぬ前に，生き甲斐に取り組んでいる最中，ここで死んでも本望だと思った」と言われていました。それを聞き，私はほっとしました。

この登山に参加した闘病者は女性３名（乳ガン２名と卵巣ガン），男性４

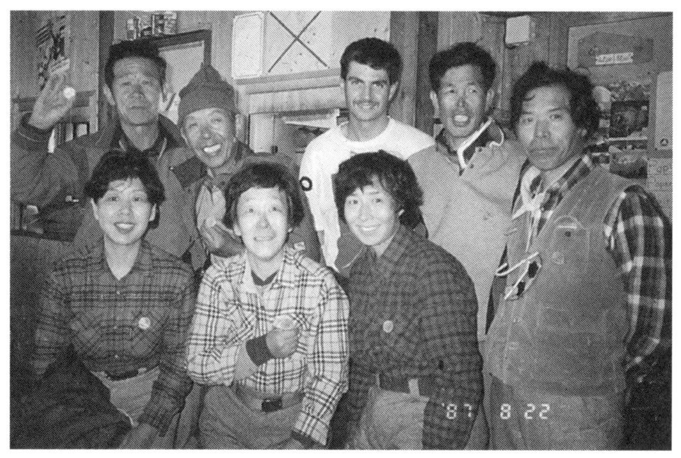

写真序-③：モンブランに登山した7名の闘病者（中央奥は山小屋の主）

名（胃ガン，直腸ガン，肝ガン，副鼻腔ガン）の方々です。生き甲斐を持つことでガン克服を目指そうという趣旨で企画され，1年間の準備・訓練ののち決行されたものです。1987年のことです。このニュースは世界に広く報道され大きな反響を呼びました。【写真序-③】

特に，日本国内では当時は「ガン患者には病名を知らせない，隠す」というのが，医学界と社会の常識だった時代に，自らの病名を知り，生き甲斐を持つことでガン克服を目指す，この快挙は，大きな衝撃を及ぼしたのです。そして，社会常識が大きく変化し，病名を知るのが当然の時代の現在へと至る，一つの切っ掛けともなったと言えるでしょう。（文献序-①）

2017年8月「モンブラン登山30周年記念講演会」を開催しましたが，この時7人の内4人が健在（残念ながら2人はガンで亡くなり，1人は事故死）で，うち3人が会場に来られ，近況報告とご挨拶がありました。生き甲斐を持ち続けることが，ガンの身体的な治療効果にも望ましい効果を及ぼすことを伺わせる場面でした。

＊参考文献

文献序-①：平尾彩子（1988）『モンブランに立つ』リヨン社.

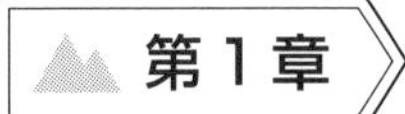

第1章

心でガンは治るのか？—その先駆的研究—

日本には「病は気から」という諺があります。英語でも The mind rules the body（精神が身体を支配する），ドイツ語では Krankheiten kommen aus der Einbildung（病気は心の持ち方から），フランス語でも Les maladies viennt de l'esprit（病は気から）など同じ諺があり，古くから世界共通の認識となっていることが伺われます。

では，ガンの場合も同じことが言えるのでしょうか？ それを裏付ける先駆的な研究と治療への応用を紹介します。

1. 英国王立ロンドン大学の研究

1985年に英国王立ロンドン大学の研究者等は，「ガン患者の心理的対処と予後」と題する論文を医学専門誌「ランセット」に発表しました。この調査は13年間の追跡調査された結果に基づいたものですが，それによると，「病気に負けないぞ」という闘争心で対処した人々は，絶望感を持った人，「仕方がない」と冷静に受け入れた人，「自分はガンではない」と病気を否認した人々に比較して，生存率が大幅に高いという事実が示されました。【グラフ1-①】

10年目の生存率を見ると，絶望感を持ったの人20%，冷静に受容した人33%，病気を否認した人50%に比較して，闘争心の人は実に80%と大差が認められたのです。（文献1-①）

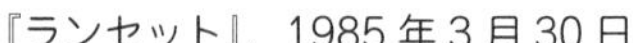

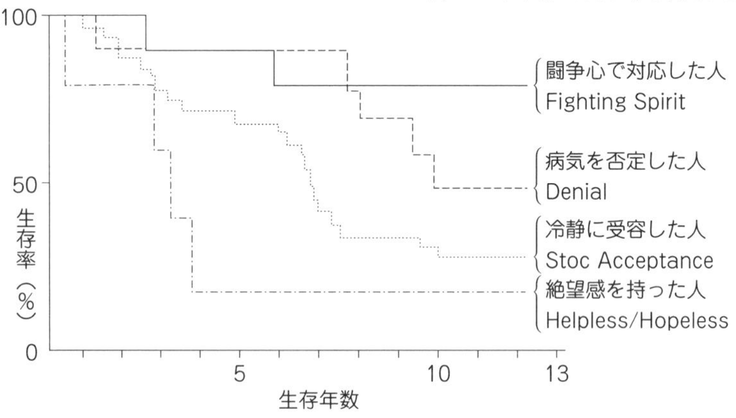

グラフ 1–①：ガン患者の心の状態と生存率

2. 倍増した生存率—サイモントン療法—

米国の腫瘍放射線科医だったカール・サイモントン博士は，同じレベルの病状で治療を受けても治療効果・生存期間に個人差が大きいことに気付き，1960 年代にその要因の研究を行ないました。その結果，心理状態とライフスタイルが治療効果に大きな影響を及ぼしていることを知りました。

その成果を実際にガン患者の治療に活かすため，心理面・生活面の学習プログラム（サイモントン療法）を 1971 年に開始します。そのプログラムはリラクセーション・イメージ訓練（投与を受けた薬剤がガンを破壊したり，白血球がガン細胞を攻撃するイメージなど），3 ヵ月，6 ヵ月，1 年後の生きる目標設定，適度な身体運動の実践（週 3 回）などで構成されています。

その効果を検証し裏付けるデータを 1978 年に発表しました。予後 1 年以内とされた患者 159 人に，このプログラムを 4 年間実施した結果，生存している患者の生存期間は対照群（身体治療だけ）の約 2 倍，死亡した患者でも 1.5 倍でした。

また，1978年1月時点で，なお生存している患者63名の病状の分類は次のとおりです。

- ガンが消滅した人　14名　(22.2%)
- 退縮した人　12名　(19.1%)
- 進行停止した人　17名　(27.1%)
- 進行した人　20名　(31.8%)

前記英国王立ロンドン大学の発表のすでに十数年前に，心理状態が治療効果に及ぼす影響に気付き，実際の治療法として確立したサイモントン博士の卓越した業績は，高く評価されるべきと言わねばなりません。(文献1-②)

＊参考文献

文献1-①：Pettingale KW, et al, Mental attitudes to cancer: an additional prognostic factor., Lancet, 1985 Mar 30, ①(84)：750.

文献1-②：カール・サイモントン他（1982）『がんのセルフ・コントロール』創元社.

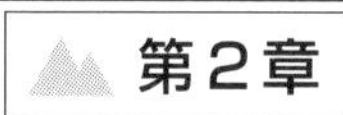

第2章

精神腫瘍学と精神神経免疫学

近年，世界的に精神活動とガンの関係を研究する「精神腫瘍学」（サイコオンコロジー）の研究が盛んとなっています。1992年に国際サイコオンコロジー学会が設立され，本格的な研究が進められています。一方，「精神神経免疫学」は脳（精神神経）と免疫能の関係を解明する学問で，1981年米国ロチェスター大学精神科のR・エイダーが同名の研究書を出版し，この名称を提唱しました。

ここで，免疫能の中心的存在とされるナチュラル・キラー（NK）細胞（以下：NK細胞と略）について説明します。NK細胞とは，リンパ球の1種で血管とリンパ管を通じて全身をめぐり，出会ったガン細胞やウイルス感染細胞などを攻撃・退治する能力を持った免疫細胞です。【写真2-①】

実際のガン治療の場面で，NK細胞はどの程度の役割を果たしているのでしょうか？

それを端的に示す，S・シャンツ博士の研究を紹介しましょう。

まず，頭頚部ガン（口・のど・喉頭・副鼻腔など）の人々の手術前のNK活性（NK細胞が標的細胞を認識し破壊する力）を測定しました。そして，手術・放射線・化学療法など同様の治療を受けた人々の間で，NK活性が強いグループと弱いグループとの生存率を追跡調査し，3年後の両者を比較しました。するとNK活性が強いグループは85%が生存し，一方弱いグループでは40%しか生存していませんでした。同じ治療を受けても，NK活性が強いと生存率が2倍以上となることが明らかとなったの

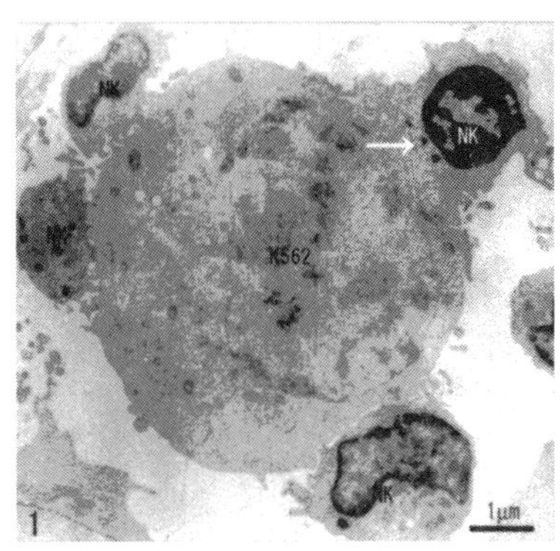

NK細胞はガン細胞に接着，抗腫瘍性顆粒（矢印）を放出

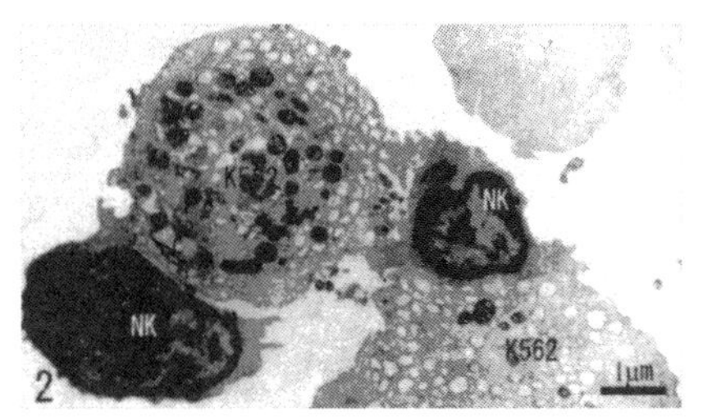

ガン細胞は見かけ上は正常のように見えるが，中はずたずた！

写真 2-①：ルイ・パストゥール医学研究センター宇野賀津子先生提供

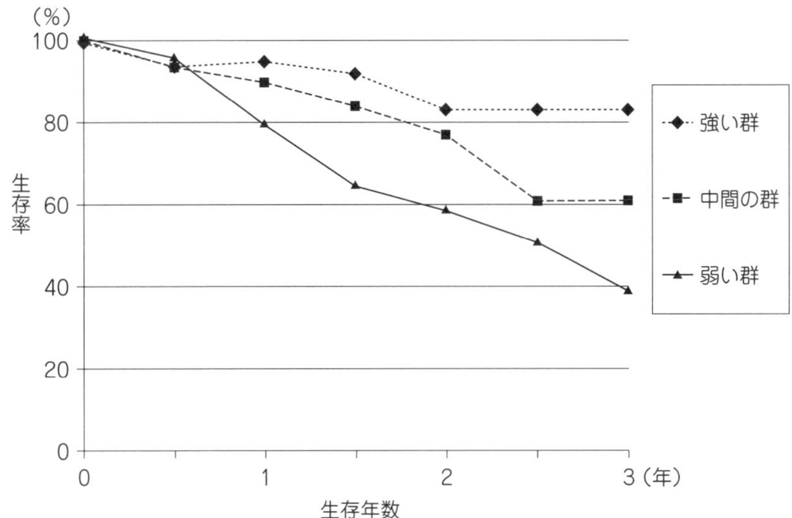

グラフ 2-①：頭頸部ガンの人々の NK 細胞の強さと生存率

です。また，NK 活性が中間の人々は生存率も丁度中間でした。【グラフ 2-①】つまり，NK 活性のレベルに比例して治療効果が決定されると言えます。これは，ガン予防にも同様と考えられます。（文献 2-①）

「病は気から」の典型的なケースがうつ病だということを精神腫瘍学の研究が示しています。

米国イリノイ大学のV・パースキー医師らは2020人の電力会社の男性社員を対象に，うつ病とガンの関係を調査しました。MMPI（ミネソタ多面的人格検査）でうつ状態と判定されたグループと正常群を比較したところ，17年後のガン死亡率はうつ状態群で約2倍に及ぶ結果が明らかになりました。うつ病という精神の病が，ガンというからだの病を引き起こすことを疫学的に証明したのです。（文献2-②）

また，米国立加齢研究所のB・ペニックス博士等は，約5千人の高齢者を対象に追跡調査を行い，長期にわたるうつ状態を経験した人々の発ガン率は，正常群に比し88％増加したことを報告しています。（文献2-③）

日本でも，国立精神・神経医療研究センターの川村則行医師が3790人を7年間追跡調査し，心理テストで当初高度の抑うつ傾向を示した人々の発ガン率は正常群の2.6倍となり，NK活性はじめ免疫能低下とも相関性のある結果を発表しています。（文献2-④）

一方，ハーバード大学のS・ロック博士等は，MMPIスコアとNK活性の関係を110名の学生について調査し，うつ状態群では明らかに低下していることを明らかにしました。（文献2-⑤）

つまり，NK活性を低下させるうつ病にならないことも，ガンを予防し，悪化させない重要な手段の一つであると言えるのです。うつ病になる人は一般人口の5％前後といわれています。ところが，ガン罹患者では48～56％と高率なのです。（合計980人の患者に面接と心理テストをした3つの研究の集計結果）（文献2-⑥）

したがって，ガン患者のうつ病は早く見つけ，治療をするか否かが，ガン治療効果をも左右することになります。しかし，ガン診療拠点病院などで治療に当たるのは内科や外科系の医師なので，患者の精神状態には関心がなく，また家族も，ご本人が大変な病気になり辛い治療を受けているので，気分が落ち込んでも無理はないなどと考え，うつ病が見逃されることが多いのが現状です。

まして，現在のガン治療現場ではNK活性の検査もおこなわれることはほとんどなく，免疫能が全く無視されている，大変残念な現状なのです。

うつ病だけでなく，精神に作用してNK活性を弱くするもう一つの原因が，ストレスです。

それを示す実例ですが，ある時，ある地域の数十万人の人々のNK活性が一気に下がる，という大変な出来事がありました。1995年の阪神・淡路大震災です。阪大医学部の研究グループは被災地の男性98人を対象に，PTSD（心的外傷後ストレス障害）の心理テストとNK活性検査を行なった結果，心理テスト点数が悪い人ほどNK活性低下傾向が認められました。また，１年後に同じ検査をした結果，点数が改善した人はNK活性も回復し，点数が不変の人はNK活性も低いままでした。（文献2-⑦）

震災以後20年以上経ちましたが，その間に「震災ストレス」→「NK活性低下」→「発ガン」に至った人々も多いことが推定されます。

震災の被害には，家屋倒壊など経済的損害，外傷・死亡など身体的損害，不安・恐怖・喪失等の精神的損害の３つがあると考えられて来ましたが，大きなストレスによって体内の免疫力も低下し発ガンに繋がる，四番目の損害として「免疫学的損害」もあることが明らかになったのです。2011年の東日本大震災では更に多くの人々にも同様の損害をもたらしたに違いありません。

＊参考文献

文献2-①：Schanz SP, et al, Evidence for the role of metastatic spread of head and neck cancer., *Cancer Immunol Immunother*, 1987 Sep, 25（2）: 141-145.

文献2-②：Persky VW, et al, Personality and Risk of Cancer: 20-year Follow-up of Western Electric Study., *Psychosomatic Medicine*, 1987 Sep-Oct, 49（5）: 435-449.

文献2-③：Penninx BWJH, et al, Chronically Depressed Mood and Cancer

Risk in Older Persons., *Journal of the National Cancer Institute* , 1998, 90 (24) : 1888-1893.

文献 2-④：川村則行（2007)「ストレスによる免疫抑制とガンの発症に関する前向きコホート研究」第 48 回日本心身医学会総会.

文献 2-⑤：Locke S, et al, Natural Killer Cell activity and MMPI Scores of Cohort of College Students., *Am J Psychiatry*, 1986, 143: 1382-1386.

文献 2-⑥：『サイコ・オンコロジー Vol.2』メディサイエンス社.

文献 2-⑦：森本兼曩（1997)『ストレス危機の予防医学』日本放送出版協会.

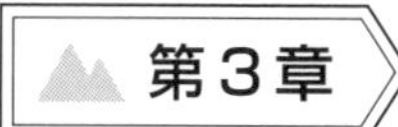
第３章

精神腫瘍学世界５大研究

近年世界的に，精神腫瘍学や精神神経免疫学の研究成果を心理療法として実際のガン治療に応用する試みも行なわれて来ました。その効果を発表年代順に紹介しましょう。

1．サイモントンの研究

1971年治療開始，1978年に効果検証し68％の患者に著明な効果を認めました。（詳細：第１章）

2．進行性乳ガン患者の大幅延命―スピーゲルらの研究―

米国スタンフォード大学精神科のスピーゲルらが1989年に発表した研究結果です。

遠隔転移のある乳ガン患者を心理療法群50名，対照群36名に分け実施。さらに心理療法群は３グループに分け週１回90分の集団心理療法を行います。

各自悩み事，困っている事を話し，他の人が自分なりの対処法を話し，助言し合います。グループの誰かが亡くなると，その人の立派だった生き方について話したり，悲しく不安になった人には慰めたり励ましたりします。最後にリラクセーション訓練をして終了します。これを１年間継続

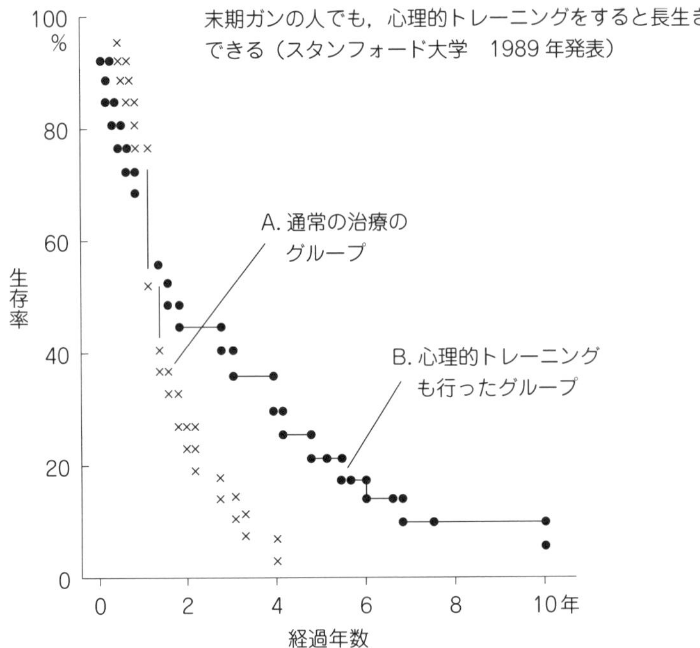

グラフ 3-①：心理的トレーニングによる生存率の変化（スピーゲル）

し，心理療法介入を終了します。その後の 10 年間を経過観察しました。【グラフ 3-①】

その結果は驚嘆に値するものでした。平均生存期間は心理療法群で 36.6 ヵ月。対照群では 18.9 ヵ月でしたので，約 2 倍延長させたことが示されたのです。【表 3-①】（文献 3-①）（文献 3-②）

3. メラノーマの再発予防，生存率に大差―ファウジーらの研究―

米国カリフォルニア大学心身医学科のファウジーらは，メラノーマ（悪性黒色腫：悪性度の高い皮膚ガン）の手術が終わった人々を対象に心理療法群，対照群（各 34 名）に分けて研究を行いました。心理療法群の人々は構造化した（プログラム化した）方法で，病気やストレスへの上手な対

表3-①：スピーゲルの研究（上），表3-②：ファウジーの研究（下）

心理療法はガン生存率を高める

【著者：Spiegel 等　発表年：1989 年】

研究方法	指標	対象		
		ガンの種類	病期	対象者数
RCT	生存期間 POMS	乳ガン	転移 （終末期）	介入群：50 対照群：36

介入方法			介入結果	
技法	回数／期間	人数	生存中央値	有意差
実存的 精神療法	1 年以上 （週 1 回 90 分）	7-10 人	介入群： 36.6 ヵ月 対照群： 18.9 ヵ月	有

進行乳ガンの
生存期間 2 倍に
スタンフォード大学

【著者：Fawzy 等　発表年：1993 年】

研究方法	指標	対象		
		ガンの種類	病期	対象者数
RCT	生存期間 POMS NK 活性	悪性黒色腫	早期	介入群：34 対照群：34

介入方法			介入結果	
技法	回数／期間	人数	死亡数	有意差
心理教育 コーピングスキル リラクゼーション	6 週間 （週 1 回 90 分）	7-10 人	5-6 年後 介入群：3/34 対照群：10/34	有

メラノーマの
生存率 1.3 倍に
UCLA

処法，健康度を高める生活法，リラックス・イメージ療法の実技を学びます。この学習を週1回6週間だけ実施しました。

その後6年間経過観察した結果，再発した人は対照群で13名，心理療法群で7名と半減，死亡数は対照群で10名，心理療法群で3名と1/3に減っていました。さらに，10年後の経過観察でも同様の有意差は続いていました。【表3-②】（文献3-③）

そればかりか，NK活性検査では心理療法群では，終了直後・6週間後・6ヵ月後の何れでも，対照群より高い値を示していました。心理療法が抗ガン免疫力も強くすることが明らかとなったのです。【グラフ3-②】（文献3-④）

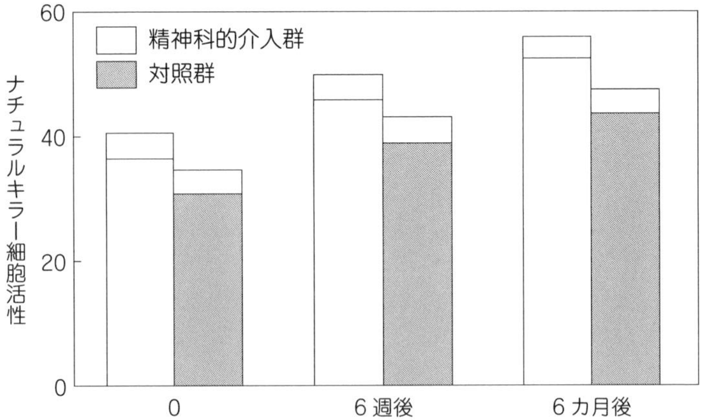

グラフ 3-②：精神的介入によるナチュラルキラー細胞活性の変化
（フォージー）

4. 消化管ガンで 10 年生存率倍増―クッフラーらの研究―

ドイツ・ハンブルグ大学のクッフラーらは，消化管（胃・大腸）ガンの手術を受けた人々を対象に心理療法の効果を検証する研究を行ないました。心理療法群 136 名，対照群 135 名に分け，12 年間経過観察を行ないました。心理療法は手術前後の入院中だけで，1 人平均合計約 3 時間半，臨床心理士が治療に当たりました。

そして 10 年後までの追跡調査の結果，心理療法群で生存率が 2.1 倍と倍増することが明らかとなりました。これまた，心理療法には大変な威力のあることが示されたのです。【表 3-③】【グラフ 3-③】（文献 3-⑤）

表 3-③：クッフラーの研究（上），表 3-④：アンダースンの研究（下）

【著者：Kuchler 等　発表年：1999 年】

研究方法	指標	対象		
		ガンの種類	病期	対象者数
RCT	生存期間 QOL (EORTC)	消化器ガン	手術後	介入群：136 対照群：135

介入方法			介入結果	
技法	回数／期間	人数	生存数	有意差
支持的サポート 認知行動療法	記載無	1 人	2 年後 介入群：69/136 対照群：45/135	有

消化器ガンの
生存率 1.5 倍に
ドイツ共同研究

【著者：Anderson 等　発表年：2008 年】

研究方法	指標	対象		
		ガンの種類	病期	対象者数
RCT	再発リスク 死亡リスク	乳ガン	ステージ Ⅱ・Ⅲ	介入群：114 対照群：113

介入方法			介入結果	
技法	回数／期間	人数	結果	有意差
心理教育 コーピングスキル リラクゼーション	32 回 1 年間	8-12 人	11 年後 再発リスク 45％減 死亡リスク 56％減	有 （ハザード比）

乳ガンの再発率・
死亡率減少
オハイオ州立大学

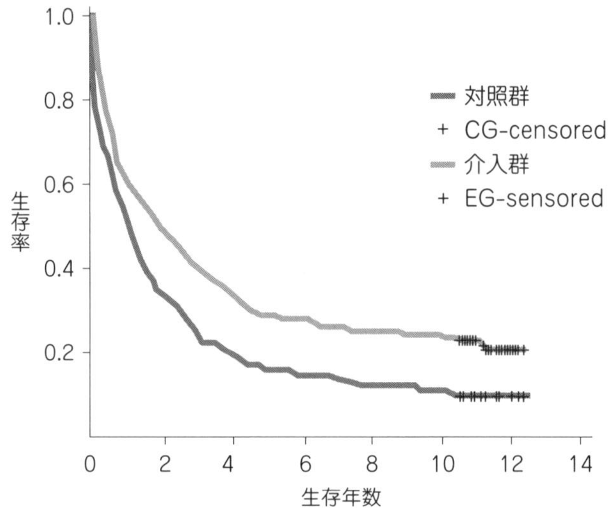

グラフ 3-③ :消化管ガンへの心理療法の効果（クッフラー）

5. 乳ガンの再発，生存率に著明な差―アンダースンらの研究―

米国オハイオ大学心理学科のアンダースンらは，乳ガン手術後でステージⅡ～Ⅲの人々 114 人を対象に心理療法を行い，対照群 113 人との再発，生存率を比較しました。心理療法の内容は，運動や食事など健康的生活指針，治療の副作用対処法，漸進的筋肉リラクセーション実技などを小グループで学ぶもので，最初 4 ヵ月は毎週，その後 8 ヵ月は月 1 回の合計 12 ヵ月間行いました。その後，長期間経過観察を行ないました。

その結果，対照群と比較し 11 年後の死亡率が 56％減少し，再発率も 45％減少していました。また，再発した場合も生存率が大幅に上がることが判明しました。【表 3-④】【図 3-①】（文献 3-⑥）（文献 3-⑦）

＊参考文献

文献 3 - ① : Spiegel D, et al, Group Support for Patients with Metastatic Cancer., *Arch Gen Psychiatry*, 1981 May, 38（5）: 527-533.

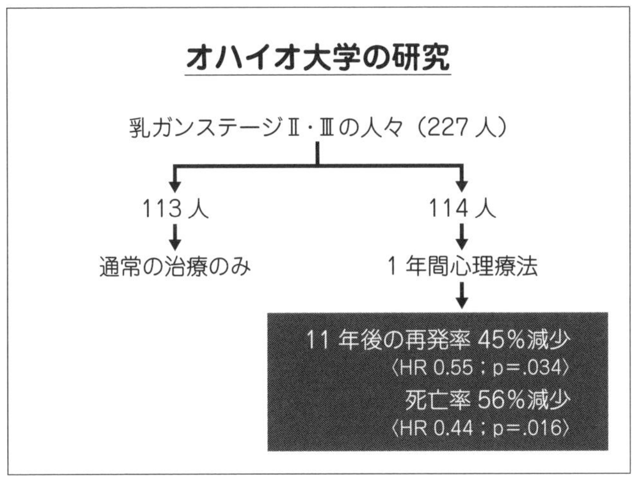

図 3-①：オハイオ大学の研究

文献 3-②：Spiegel D, 伊丹仁朗訳（1997）『がん―限界のその先を生きる』サンマーク出版.

文献 3-③：Fawzy F, et al , A Structured Psychoeducational Intervention for Cancer Patients., *General Hospital psychiatry*, 1994 May, 16（3）: 149-192.

文献 3-④：Fawzy F, et al, A Structured Psychoeducational Intervention for Cancer Patients. 2. Changes over time in immunological measures., *Arch Gen Psychiat*, 1990 Aug, 47（8）: 729-735.

文献 3-⑤：Kuchler T, et al, Impact of Psychotherapeutic Support for Patients with Gastrointestinal Cancer Undergoing Surgery: 10-Year Survival Results of a Randomized Trial., *J Clin Oncol*, 2007, 25: 2702-2708.

文献 3-⑥：Andersen B, et al, Psychologic Intervention Improves Survival for Breast Cancer Patients., *Cancer*, 2008 Dec 15, 113（12）: 3450-3458.

文献 3-⑦：Andersen B, et al, Biobehavioral, Immune, and Health Benefits following Recurrence for Psychological Intervention Participants., *Clin Cancer Res*, 2010 June, 16（12）: 3270-3278.

第４章

生きがい療法
―森田療法を応用した精神腫瘍学的治療―

1. ガン闘病者と森田療法の出会い

ある時，当時私が勤めていたクリニックへ，45 歳の主婦の方が受診されました。この方は少し前に直腸ガンの手術をしたばかりで，ガン病名は本人には知らせない時代でしたが，この方は家族からそれを聞きだされていました。

しかし，病気の先行きと死の恐怖に悩まされ，家事・買い物も育児もまったく手につかない状態が続いていました。私はこの方の激しい死の恐怖を何とか解決できる方法はないか，専門書をひも解きますが，なかなか見い出すことができません。やがて私は，それまでの日本の医学において，ガンになり死の危機に直面した人々への心理学的援助法は未だ確立されておらず，単に「ガン病名は本人に隠す」ことによってのみ，危機への直面を回避してきたに過ぎなかったことに気づきます。

一部には，宗教的解決法を採用している医師もいましたが，私はあくまで科学的・心理学的方法の必要性を痛感し，それを探し求めました。そうしたある日，私はふと，この主婦の方の死の恐怖が強迫性障害（特定のことに心がとらわれて生活に支障を来たす神経症の一種）の症状に似ていることに気づきました。そこで，この病態に効果的といわれる森田療法（東京慈恵会医科大学・初代精神科教授・森田正馬博士によって創始された心理療法の体系で，さまざまな不安障害の治療や人生の生き方の指針としても役立つとされている）を試みることにしました。

「不安・死の恐怖はそのまま横に置いて，今日一日主婦としてなすべきこと，周囲の人の為になることを実行しましょう」とお勧めし，実行したことを日記に記録し，森田療法の入門書も読んで貰いました。

結果は大変効果的で，3ヵ月後には普通の主婦としての生活に復帰することができました。その後，私は森田正馬先生が「人間が既に物心つけば，病を気にし，死を恐る事は，人情の当然の事である。而も，この当然の事を，自ら感じ思わないやうに，平気にならうと苦しむのが強迫観念である」「強迫観念の治療法は，同時に，この『生老病死』の四苦の解脱にも役立たうかと思うのであります」と述べられていることを知り，この主婦の方の体験そのものを指していることに，強い感銘を受けたものでした。（文献4-①）

2. 生きがい療法５つの指針

その後，さらに何名かのガン闘病中の人々に試みていただき，かなり良い感触を受けましたので，森田療法をベースとして，ガンによる心理的危機に対処するための方法を「5つの生活指針」にまとめ，生きる目標を持ってガン克服に取り組むという意味で『生きがい療法』と名付けました。

では，「5つの指針」とそれぞれが森田療法のどの原理を応用しているかを説明しましょう。【図4-①】

指針①「自分が自分の主治医のつもりで，ガンや人生の困難に対処して行くこと」

これは，森田療法における「セルフヘルプ」「自力更生」の考え方に基づくものです。

病気克服には，医師，医療スタッフだけでなく，家族・友人の協力支援も重要ですが，自分も主治医のつもりで積極的に自分の力で問題解決に取り組んでいくことが，最善の結果につながります。また，病気や困難に負

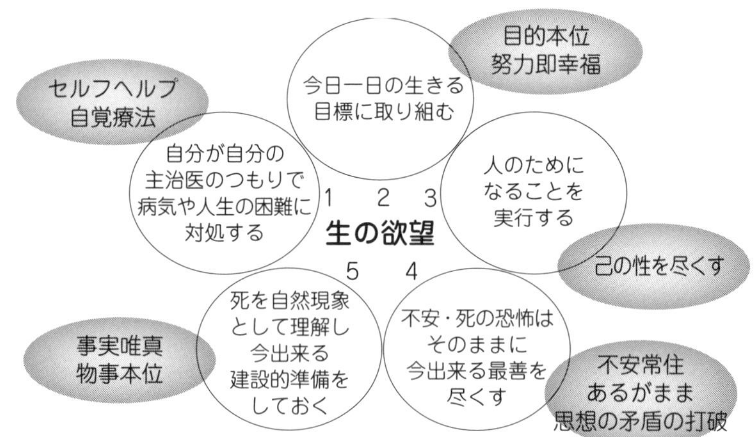

図 4–①：生きがい療法５つの指針と森田療法の原理

けないファイティング・スピリット（生きる意欲）を高めることにもつながると思われます。（第１章：グラフ 1–①参照）

具体的な取り組みとして，例えば，ご自身の闘病に必要な情報を収集することはガンと闘う武器を増やすことにつながります。また，当たり前のようですが，日々の服薬を忘れないことや適度な運動をすることも自身で出来る対処の一つと言えます。

指針②「今日一日の生きる目標に取り組むこと」

これは同じく「目的本位」「努力即幸福」の考え方に基づきます。今日一日をしっかり生きるという姿勢が，病気の不安・ストレス対処にも役立つと思われます。

健康な時でも，今を忘れて先の事ばかり心配してしまうことが多くあると思いますが，先々の心配ばかりするだけでは現実には何も変わりません。それよりも，今日一日の目標を決め，その為に，今，身の回りで自分がしなければいけないこと，自分の役割，仕事などに一生懸命取り組むことが大切です。一日一日をガンに負けずに生き抜いていくという連続こそが，先々の心配への対処となり，また，今日一日の生活の充実こそ，生き甲斐そのものであるのです。生き甲斐とは特別な事ではなく，実は一日の生活の中にあるものの積み重ねといえるのです。

指針③「人のためになることを実行すること」

同じく「己の性を尽くす」という生き方に基づきます。自分の能力を発揮し，周囲の人の役に立つという意味です。これは生き甲斐の発見にも繋がると思われます。

病気になれば自分の事で精いっぱいで，人の事どころではない。「病気が良くなったら人のためになる事をします」という人もいますが，生きがい療法の考えは，社会倫理や道徳の立場からお勧めしているわけではないのです。人のためになる事を実行するという事は，己の性を尽くすということであり，病気の有無は別に，いつも「人の役に立とう」として考えることで，内に向いている心を外の世界に向けることができるのです。そして，人のためになる行動をすると，その後で気持ちが明るく前向きになり，免疫中枢に良い興奮をもたらすので，ご自身の免疫力を高める事にもつながります。自分・家族・友人のため，そして広く社会の人々のためにも役立つ行動に取り組むことにより，自分の存在価値を自覚し，生きる手応えを感じることに繋がります。また，それが生き甲斐の一つともなるのです。

例えば，A さんは，入院中の食事の際に，メニューに絡めた「面白川柳」を書いてお膳を返却していました。普段，患者さんと直接関わることが少ない栄養士さん達は，メニューへの反応がとても嬉しかったようで，仕事の励みとなったそうです。また，A さんご自身も人の役に立てた充実感と共に面白川柳をつくるという創作意欲がわき日々の目標もできました。このように，たとえ入院中でも人の役に立つ方法はいくらでも見つかるのです。その他にも道路のゴミを拾う，人の話を聞いて褒めるなど，わずかな事でも周囲を見渡せば，人の役に立つことが多くあることに気付くでしょう。

指針④「不安・死の恐怖はそのままに，今できる最善を尽くすこと」

「不安常住」「あるがまま」「思想の矛盾（死の恐怖をなくしたいという理想と，それができないという現実との格差に悩む）の打破」の考え方の応用といえます。

森田療法のこの概念をもう少し説明すると，「感情をなくそうという努力はやめて，感情はそのままに，今必要な行動に取り組みましょう。感情は自分の意志では変えられませんが，行動は自分の意志で変えられます。つまり，行動を前向きにすることにより，心が物事のほうに向いてくるのです。なぜなら，感情は環境の変化と行動によって速やかに変化するからです。気分がすぐれないから今日は何もしないとか，前向きになったら行動しようという，気分のままに生活する『気分本位』から，自分の意志で行動するという『目的本位』に変化させる。このようにプラスの行動を継続していくと，だんだん自信や喜びというプラスの感情が芽生えてきます。その結果，プラスの行動を中心にした，心を前向きにする能力が次第に身についてくるのです」ということです。

不安・死の恐怖が心に浮かんだ時に，それを心のやり繰りによって追い出そうとしても，困難であり不可能であることは，誰でも体験的に知っていることです。したがって，心のやりくりという無駄な努力はやめにして，不安・死の恐怖はそのまま放って置いて，今日一日可能な最善の行動に取り組むことを生きがい療法ではお勧めしています。今現在の時間は，その建設的な行動に懸命に取り組んでいると，不安・死の恐怖と共存しやすくなっていきます。

心配・不安への指針を図にまとめてみましたので，参考にしてみてください。【図 4-②】

まず，心配・不安が生じたら，その原因は何か考えてみます。その原因が解決できる事であれば，可能な解決行動に取り組みます。しかし，解決ができない原因であれば，今日一日の目標に向かって，今を懸命に生きましょう。その瞬間が心配・不安との共存の実践となるのです。

指針⑤「死を自然現象として理解し，今できる建設的準備をしておくこと」

「事実唯真」「物事本位」の考え方の応用です。すなわち，死は台風，地震，津波等と同じく，人の力では如何ともしがたい自然現象の一つと理解

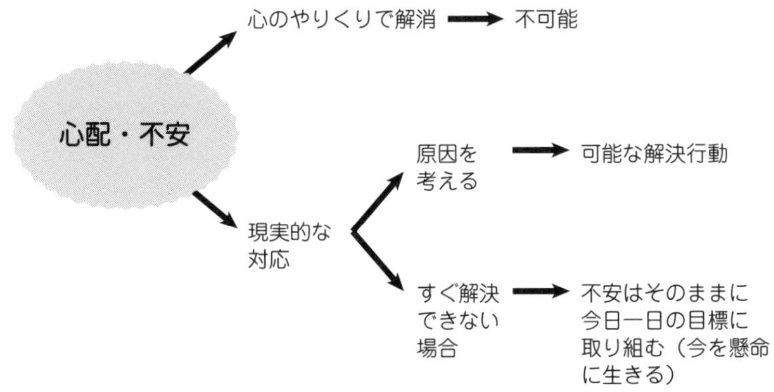

図 4-②：心配・不安への指針

すること，そして自分の死に対しては今できる現実的準備・対策をしておくことを勧めるものです。「死を受容する」のではなく，「死は自然現象」だと理解する。嫌な事であっても必ずいつかは死ぬということを，イヤイヤでも頭の中で考えてみる。そして，もし死ぬ場合に備えて，今できる最低限の準備だけはしておこうという考えです。自分が死んだ場合でも，何か人の役に立つような建設的で現実的な準備だけはしておきましょう。例えば，自分の仕事の引継ぎをしておくとか，家族・友人のために遺言書を作っておくとか。これは病気になったから死ぬ準備をするという消極的な目的ではなく，自分が死ぬという最悪の場合に備えてそれなりの準備ができると，生きている限りは前向きに思い切り生き抜いてやろうという生きる意欲が非常に強くなるという積極的な効果をねらってお勧めしています。危機管理の研究においても，人が危機に直面した時に，最悪の場合に対する準備・対策をすれば，その後の生きる意欲が大幅に高くなるという効果が知られています。この考え方は，病気でなくても健康な時であっても，誰しもに必要な事であるのです。

では，生きがい療法そのものを森田療法のキーワードで表現するとどうなるでしょうか？

「生の欲望を発揮し，力の限り生き抜く」となると思います。森田先生の言葉では「あらん限りの力で，生き抜こうとする希望，その希望の閃気こそ，『日々是好日』なのである。…いかなる時も，死ぬ迄，憧れと・欲望とに引きづられて，前へ前へと追い立てられるのが，それが即ち私の『日々是好日』である」（文献4-②）

その点で森田療法的な死への対処は，ホスピス的な「諦め」や「死の受容」とは根本的に違うと言えるでしょう。

近年，日本の医療現場では，進行ガン，再発ガンの人々に対して，手を尽くした治療が行なわれず，人命軽視の扱いを受けている「ガン難民」と呼ばれる人々が激増しています。したがって，ガン闘病中の人々は，あくまで生き抜くことに執着する「日々是好日」の精神が必要な状況に置かれているのです。

3. 生きがい療法４つの実践法

生きがい療法では4種類の実践法をお勧めしています。また，それぞれに免疫系を通じてガンの治療効果を高める効果も期待できるので，その説明をいたします。（図4-③）

①「**5つの指針**」（前述）を日々の生活の中で実行することです。その免疫学的効能は，すでに第2章で説明したように，不安・ストレスが続くとNK活性が低下し，さらにうつ状態になるとNK活性が低下するばかりか，ガン死亡率も高くなります。5つの指針を活用して日々不安・ストレスに上手に対処することで，その悪影響を防ぎ，またうつ状態に至るのを予防することにもなります。その結果，NK活性を良好に保ち，ガン治療効果に望ましい効果を及ぼすと考えられます。

②「**笑わせ療法**」です。最近の身の回りの出来事などを題材に，聞く人が笑うような「ユーモア小話」をまとめましょう。そして，家族や周囲の人に話して，一緒に笑いましょう。遠くの友人にはメール，FAXなどで送り笑わせましょう･･･という方法です。

人の話を聞いて笑うことは，非常に愉快になり，建設的な前向きのここ

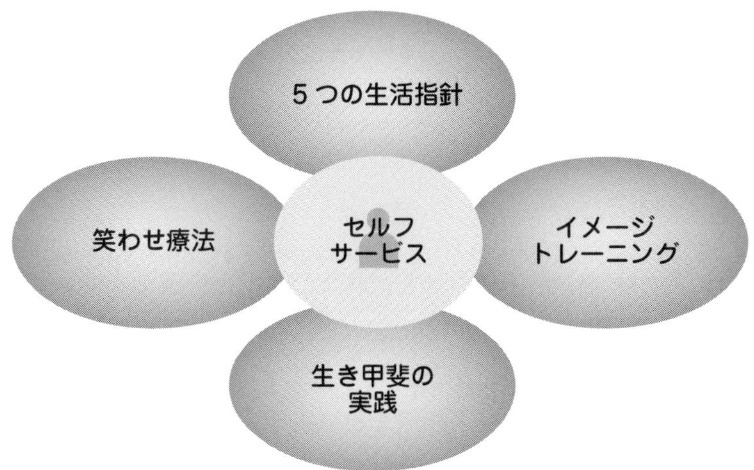

図 4-③：生きがい療法の実践法

ろにつながり，プラス感情を強くする効果があるので，免疫能にとってもプラスとなります。でも，人の話で笑うのは受け身的なので，今度は自分から人を笑わせる工夫をします。すると，広い外に意識が向き，面白く工夫するという創作的意欲が高まり，話を創るという目標にもつながります。それを自身が話すという行動は，今現在の仕事に打ち込むことになり，相手が愉快になれば人のためにも役立っているし，びくびくハラハラという感情との共存を実地で体験できます。

笑わせ療法実例

『な～すがまま』（男性・胃ガン闘病中）

少し前に胃の手術を受けました。その時，印象に残ったのは，親切な看護師（ナース）さん達のことです。私の娘よりも若くて可愛いので非常に気に入りました。（笑）

担当医がガーゼ交換すると痛いのですが，看護師さんの処置だと全然痛くない。（笑）

やっぱり若いから，ちょっと手際がわるい人もいます。だから採血用の

針を何度も刺されることもあるんです。それでも許せるんです。ちっとも，痛くも嫌でもない。（笑）

「看護師さ～ん，何回でも私の腕で練習してちょうだい」という気持ちになります。少しでも長～く手を握っていてもらいたい。（笑）

まさに，「ナース（看護師）がまま」の状態でした。（爆笑・拍手）

『おしゃべりの孫』（女性・乳ガン闘病中）

孫は２歳３ヵ月になり，男のクセによ～しゃべるんです。

スーパーに行くと「イチゴ食べたいね，買う？」「お魚食べたいね，買う？」と，片っ端から知っている物を言います。

漬物売り場では「キムチ食べたいね，買う？」と言ったので，そばにいたおばちゃんに「あらまあ，ボクちゃんには早いわよ。辛いのに」（笑）。娘は「恥かいたわ。こんな小さい子にキムチ食べさせてると思われた」と怒っていました。（笑）

ケッサクなのは昔話です。

孫「むかし，むかし，おじいさんは山へシバカレに行きました」

あらあら，お爺さん，気の毒に。芝刈りに行ってシバカレルらしいですよ。（爆笑・拍手）

『尿療法』（男性・肺ガン闘病中）

Ａさん「お前，最近尿療法やっているらしいな。あんな物，味が悪くて飲みにくいやろう？」

Ｂさん「そうでもないで。塩辛い物食べた翌朝のは少し辛いし，ビール飲んだ後は泡が多いくらいで，大したことないよ」（笑）

Ａさん「オシッコみたいな物飲んで，本当に効果あるんか？」

Ｂさん「絶対に効果あるに決まっとるがな」

Ａさん「なんで，そんなに自信もって断言できるんや？」

Ｂさん「だって，一度飲んだ薬をもう一回飲むことになるので，効くのに決まっとるが！」（爆笑・拍手）

『自己紹介』（私・医師）

私は講演会等で自己紹介する時に，このように話します。岡山から来ました，『藪医者』の伊丹です。と申しますと，皆様方えらい謙遜しているなと思われるかもしれません。でも，そんなことないんです。

実は，藪医者より下の医者がいるんです。藪医者の下ってどんな医者だと思います？それは『土手医者』なんです。

藪医者は，竹林の間から向こうがチラチラと見えますが，土手医者は土手に遮られて，向こうが全く見えないんです。（笑）だから藪医者は土手医者より上なんです。

でも，もっとはるか上の医者がいます。それは『ドローン医者』です。ドローン医者は大空を高く飛んで広～い世界を見渡せるので，もう自信満々です。ところが，時々暴走して墜落してしまうこともあります。怖いですね。（笑）最近問題になった某大学病院の腹腔鏡手術で死者を出した医者は，このドローン医者になるでしょうね。

やっぱり，一番優れているのは『凧医者』ですね。（笑）

凧は大空から広く見渡せますが，糸で繋がっているので暴走することもありません

わたしも『凧医者』になりたいなぁと思っていますが，なかなか難しい。とりあえずは，皆さんに好かれる『タコ焼き医者』を目指そうかと思っています。（爆笑・拍手）【図4-④】

笑わせ療法のもう一つの方法として「川柳」も，お勧めしています。初心者の方は，まず川柳作品を沢山読むことです。すると自然とユーモア五・七・五が出やすくなります。作品を沢山載せた本も出版されていますし，手近な所ではネット上で「サラリーマン川柳」（第一生命），「シルバー川柳」（全国有料老人ホーム協会）などのサイトで優秀作品を読むこともできます。

私がお勧めするのは，最初は「お題」川柳を読むようにすると上達が早

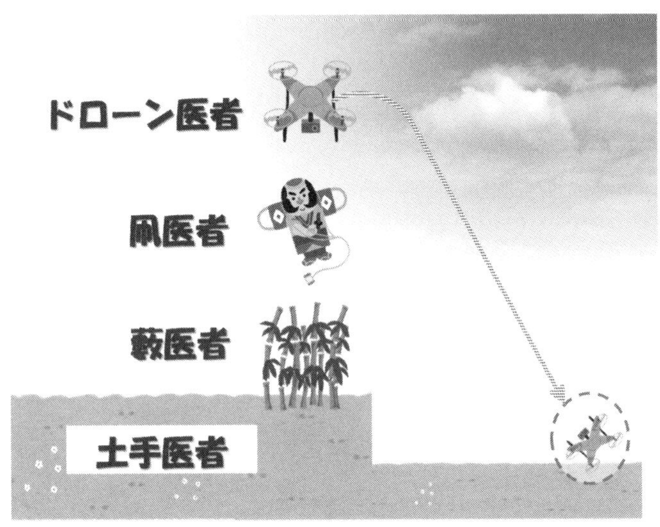

図 4-④

いと思います。「週刊文春」の「川柳のらりくらり」欄には毎号「お題」つきの川柳の見本を読むことができます。

ここでは，生きがい療法実践中の方々の作品を紹介しましょう。

お題：『太陽』
「太陽に，月が意地悪，日蝕に」
「太陽の，黒点あばたか，笑窪かな？」
「原発に，勝ってほしいぞ，太陽光」
お題：『小川』
「小川から，ヌーとのぞいた，ヌートリア」
「500 円，小川の底に，どう拾う？」
「小川から，大河になれよ，リンパ球」
お題：『白』
「雪は白，でも銀世界，これいかに？」

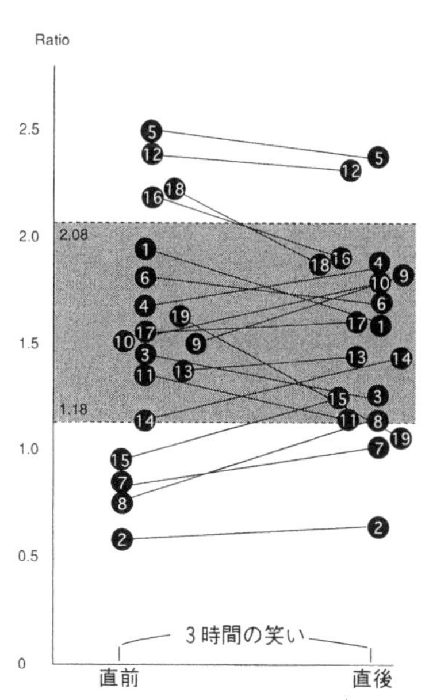

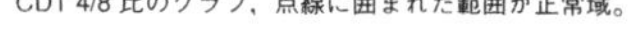
CDT 4/8 比のグラフ、点線に囲まれた範囲が正常域。

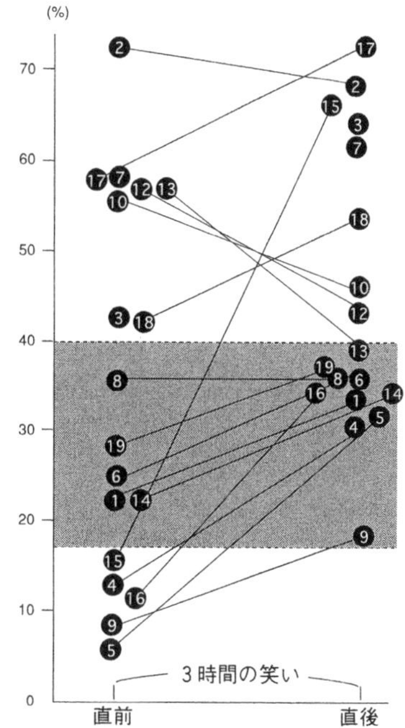

笑う直前と直後でのNK活性の変化を示す。点線に囲まれた範囲が正常域。

図4-⑤：笑いによるNK活性（右）とCD 4/8（左）の変化

「漂白剤，付けて消したい，顔のしみ」
「白星を，かさねCT，今日も好し」

では，笑わせ療法で笑わせたり，笑ったりは免疫上どのような効能やガン治療上の寄与があるのでしょうか？

私共は，1991年に世界最初のある実験を行ないました。19名のボランティアの方々（ガン闘病中の人3名を含む）に「大阪なんばグランド花月」へ行って，3時間にわたり大いに笑って貰いました。そして，その直前・直後の血液検査で免疫力を測定しました。【図4-⑤】

NK活性は，笑う前に正常範囲の下限以下だった人は，全員正常範囲へ上昇し，正常範囲だった人もほぼ全員上昇していました。また，笑う前に正常範囲の上限以上だった人は笑った後もそのレベルが維持されていました。

一方，CD4/8比（免疫力の促進系／抑制系の比率）は，低すぎるとガンに対する抵抗力が弱く，高すぎると自己免疫疾患（リウマチ，膠原病など）になり易いとされる指標です。【図4-⑤】

笑う前に低すぎた人は，笑った後は全員上昇し，高すぎた人は，後では全員下降しており，免疫力の調節機能は全員改善に向かっていました。

つまり，笑うことによってNK活性が増強しCD4/8比も改善し，ガンに対する抵抗力に良好な効果をもたらしたのです。また，自己免疫疾患の予防にも望ましい結果となったのです。しかも，1人の例外もなく同じ結果となったのは，驚くべきことではないでしょうか？（文献4-③）

③「**イメージ・トレーニング**」です。これは閉眼・リラックスした状態で約15分間，イメージを鮮明に思い浮かべる方法です。色とりどりの無数の熱帯魚が体内を泳ぎまわって，ガン細胞を餌のように食いつぶして行く様子を思い浮かべます。NK細胞等の免疫細胞を熱帯魚としてイメージするものです。少なくとも1日2回，朝起床時と寝る前に実行されるとよろしいです。そして，週1回思い浮かべたイメージを色鉛筆で画用紙に写生します。これによってイメージをさらに鮮明にする効果があります。【図4-⑥】

私共は，やはり世界で初めて，イメージ・トレーニングが免疫能にもたらす効果についての実験を，ルイ・パストゥール医学研究センターとの共同研究として1994年に行いました。

10名のボランティアの方々（内ガン闘病者2人）に協力していただき，まず誰もが容易にイメージ・トレーニングが実行できるように，15分間の「熱帯魚のイメージ」のナレーションが録音された音声CDを作成し，実験の1週間前から各自1日2回これを聞きながら，イメージ・トレーニングをして貰いました。

実際の実験でも，この音声CDを聞きながら15分間イメージを浮かべて貰います。そして15分休憩後，再び15分間イメージ・トレーニングを

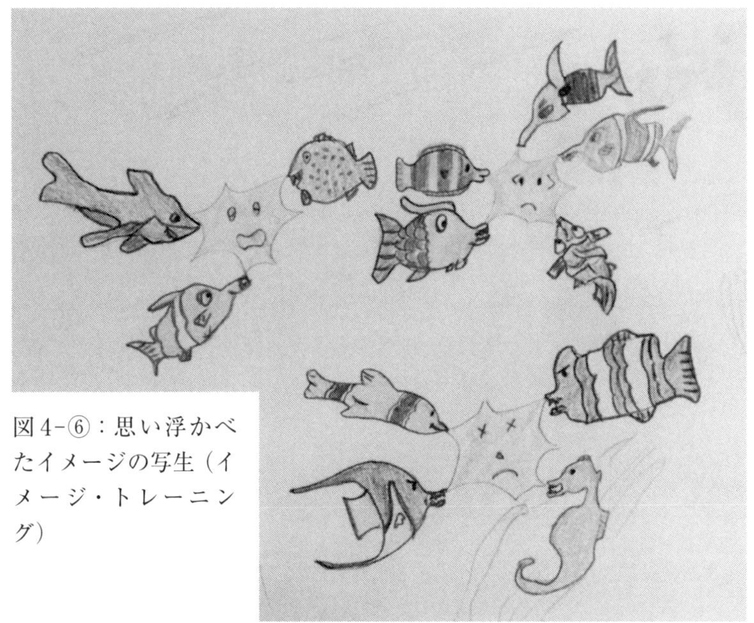

図4-⑥：思い浮かべたイメージの写生（イメージ・トレーニング）

して貰いました。そして，開始前，終了直後の血液検査でNK活性の検査を行いました。その結果はグラフのように，イメージの前にNK活性が正常範囲の下限以下だった6名は，イメージ後全員が上昇し，内5名は正常範囲内に達していました。イメージ前にNK活性が上限付近ないしそれ以上だった4名は，横ばい1名を除き，3名は上昇していました。【図4-⑦】（文献4-④）

合計たった30分間のイメージの継続だけで，10名中9名の人でNK活性が強くなったことは，イメージするという心の働きが体内の免疫細胞を強くすることを示しており，驚くべき事実ではないでしょうか？

この実験で使用した，「熱帯魚のイメージ」ナレーションの音声CDは，本書に貼付しておりますので，1日2回イメージ・トレーニングを続けることをお勧めします。

④「**生き甲斐実践**」です。

生きる目標や生き甲斐を持っている人は，その実践のため，病気に負け

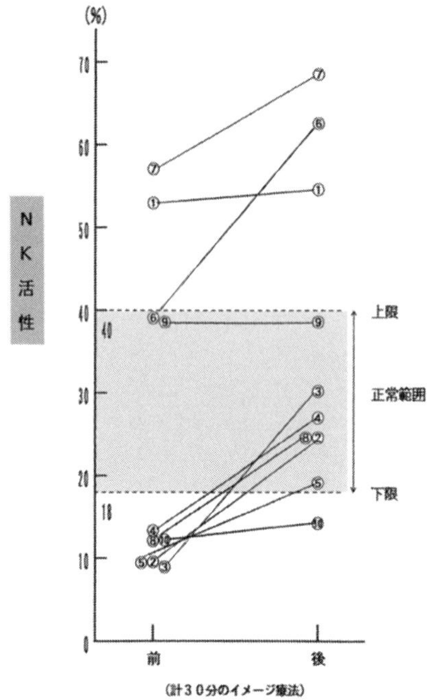

図 4-⑦：イメージ療法と免疫能（京都パストゥール研究所，1995. 3）

ない闘争心が強くなることは明らかです。ところが，生きる目標・生き甲斐は，身体面でのガン抑制作用もあることが，近年明らかとなりました。

愛知がんセンター研究所が2005年に発表した大規模調査の結果です。40～79歳の女性3万4千552人を7年半追跡調査したところ，生き甲斐を持っている人の乳ガン発症率は0.57倍と大幅に少なくなっていました。

生き甲斐に取り組む「心の張り」が，NK活性の増強など免疫能に好影響を及ぼし，ガン抑制効果をもたらした事が推測されます。【図 4-⑧】（文献 4-⑤）

さて，生きがい療法実行中の人々が，どんな生き甲斐に取り組んでいるか調査したことがあります。その結果では，大きく分類すると「生活系（家族との生活・友人との交流・ガーデニング・菜園・造花・パッチワーク・闘病・ペット）」「アウトドア系（旅行・ウォーキング・水泳・ハイキ

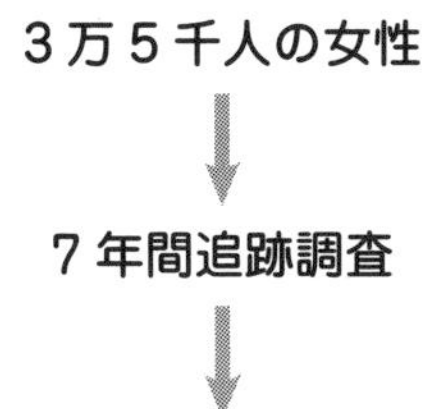

生き甲斐を持つ人々＝ガンのリスク 43％減少

図 4–⑧：愛知がんセンターの研究（2005 年発表）

ング・登山・釣り・ドライブ）」「IT 系（ホームページ・ブログ・ネットショッピング）」「ボランティア系（手話・ゴミ拾い・朗読・自助グループ活動）」「エンタメ系（カラオケ・フラダンス・社交ダンス・マジック・映画・読書）」「芸術系（短歌・俳句・川柳・絵画・陶芸・楽器・声楽・写真・書道・観劇）」の６つに分類することができました。

実に様々な目標に取り組まれていることが判ります。よく生き甲斐というと趣味とか興味という概念的なものを通常は想定されがちですが，生きがい療法で考える生き甲斐とは概念化されたものではなく，あくまでも個々の生きる目標という意味合いなのです。

生きがい療法では，共同で生き甲斐や目標に取り組む「共同体験活動」も沢山行ってきました。序章で紹介した 1987 年のモンブラン登山もその一つです。また，2000 年８月には米国の乳ガン団体からの呼びかけで，大集団での「ガン克服日米合同富士登山」が実行されました。日本国内公募で参加した闘病者 140 名，米国から 80 名が来日し合計 220 名，さらにボランティアのサポート隊，医療班含め 500 名という登山史上稀な大規模登山となりました。そして，闘病者全員が８合目まで達し，うち 90％の人が頂上に立ち，大成功に終わりました。（文献 4–⑥）

森田正馬先生も二度富士登山を実行されています。現在のように５合目までのバスは無く，麓から登る時代だったので，今よりはるかに困難な登山だったでしょう。その時の体験を森田先生が主宰する学習会「形外会」で以下のように述べています。

「富士登山が困難なほど，その頂上が嬉しいのである」（文献4-⑦）

「（1927年の富士登山で）ただ永久に足にまかせて歩くという気合があるのみであった。これが私が『現在になった』という事の体験である」（文献4-⑧）

「我々の生命の喜びは，常に自分の力の発揮にある。･･･富士登山を遂げて歩けないほど足が痛くなったとしても･･･喜びと誇りを感ずるのは『努力即幸福』という心境である」（文献4-⑨）

「山岳踏破の困難を喜ぶのは，自分の体力と成功との『人生における模型』的喜びである」（文献4-⑩）

このように，登山体験が人生の生き方を学ぶ機会となると述べています。

また，形外会では例会の一環として日帰旅行やピクニック等のアウトドア活動も開催されていました。森田先生は「湖のような大きな池を見れば，あれを一周したいと思う。これを心の外向といって･･･自分の苦しいことも忘れてしまう･･･」とその意義を語っています。（文献4-⑪）

このように，森田先生もアウトドア活動を森田療法の一環として推奨されていたのです。

生きがい療法でも共同体験学習として，海外旅行なども何度も実行し，参加者各自，生きる意欲を大きくし，体内の免疫力にも好影響をもたらしたと思われます。

＊参考文献

文献4-①：森田正馬（1935）「神経質」6巻3号.

文献4-②：森田正馬（1935）「神経質」6巻4号.

文献4-③：伊丹仁朗（1994）「笑いと免疫能」心身医学34（7）：565-571.

文献4-④：宇野賀津子他（1994）「イメージ療法の免疫機能への影響」研究助成報告集7.

文献4-⑤：Wakai K, et al, for the JACC Study Group, Psychological attitudes and risk of breast cancer in Japan: a prospective study., Cancer Causes Control, 2007, 18: 259-267.

文献 4-⑥：小嶋修一（2002）『山がくれたガンに負けない勇気』山と渓谷社.

文献 4-⑦：森田正馬（1930）第 8 回形外会 1930.12「森田正馬全集第 5 巻」.

文献 4-⑧：森田正馬（1931）第 15 回形外会 1931.10「森田正馬全集第 5 巻」.

文献 4-⑨：森田正馬（1933）第 37 回形外会 1933.10「森田正馬全集第 5 巻」.

文献 4-⑩：森田正馬（1935）第 53 回形外会 1935.10「森田正馬全集第 5 巻」.

文献 4-⑪：森田正馬（1931）第 14 回形外会 1931.7「森田正馬全集第 5 巻」.

第５章

「世直しモリタ」をめざして

1. 森田正馬先生の「世直し」行動

森田正馬先生は，1920 ～ 30 年代の軍国主義の台頭と言論統制の厳しい時代に，社会の非人道的出来事には批判と抗議の姿勢を堅持されました。

徴兵され，出兵する弟子には「戦場では死なないよう，最善の行動を取れ」と助言しました。

当時，患者の作業所として熱海海岸に「森田旅館」を開設していました。ところが，大型ホテルの建設計画が持ち上がります。景観を損ない，中小旅館の経営を圧迫すると考えた森田先生は，地元の人々と反対運動に立ち上がり，廃案に追い込みました。

また，当時監視と弾圧の対象とされた「非戦論者」達の秘密の会合の場として，同旅館を使わせたりもしています。

1925 年に制定された治安維持法によって，出版物にも厳しい規制がはいり，全ての書籍は印刷前に検閲され，政府にとって好ましくない部分は伏字処分（文字を黒い丸で塗りつぶして印刷する）を受けました。森田先生の著書『生の欲望』（1936，第２版）も検閲により何ヵ所もの伏字処分を受けました。これに対し，森田先生は伏字の含まれる10ページをすべて白紙にし，その中央に「当局の命により削除」との印刷を施し，抗議の姿勢を示されたのです。【写真 5-①】

極め付けは次の出来事です。国内全ての講演会等には，特高刑事が臨席

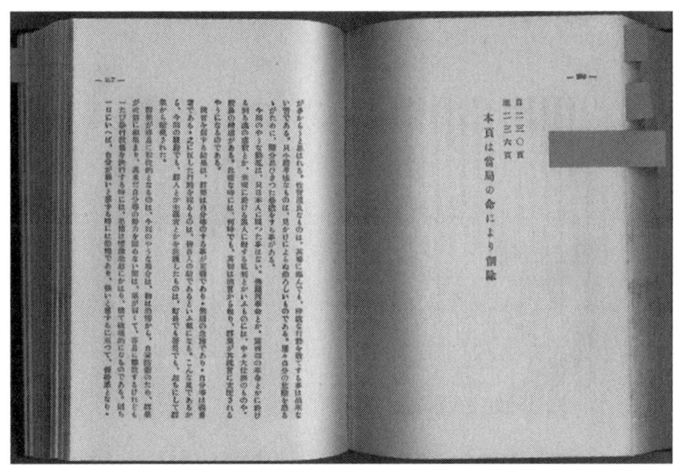
自二三〇頁
至二三六頁
本頁は當局の命により削除

写真5-①：『生の欲望』白紙本

し監視していました。森田療法の学習会「形外会」も例外ではありません。特高刑事が監視する物々しい雰囲気の中，森田先生が講話の中で「誰でも死の恐怖の無い人はいません」と話しました。すると刑事から「弁士，注意！」と声が掛かります。天皇陛下のために一命を捧げるのが国民の義務とされた時代ですから，「死が怖い」との発言自体が禁句だったのです。それでも森田先生は続けます。「ここにいる人で，死が怖くない人は手を挙げなさい。ははあ，誰も手を挙げない。誰しも死が怖いんです」。すぐさま，刑事が「弁士！中止！解散！」と叫び，森田先生は危うく逮捕されそうになったのでした。（文献5-①）

このように，森田先生が示された，世の中の反人道的な物事に対しては，毅然として抗議を行い，世の中の偏った流れを変革していく行動も，森田療法に沿った生き方だと思うのです。私はこのことを「世直しモリタ」と呼んでいます。

2. 非人道的なガン標準治療

第4章でも少し触れましたが,「ガン難民」と呼ばれる人々が年々激増を続けています。既に2005年11月号の『AERA』にも特集記事が載り,永く社会問題となっています。

「ガン難民」とは,現在の日本で可能なはずの手を尽くした医療を受けられず,病状悪化や生存期間を短縮させられている人々を指します。その原因は「標準治療の構造的欠陥」にあると考えられます。

ガン治療には【図5–①】のような5つの側面が必要です。しかし,標

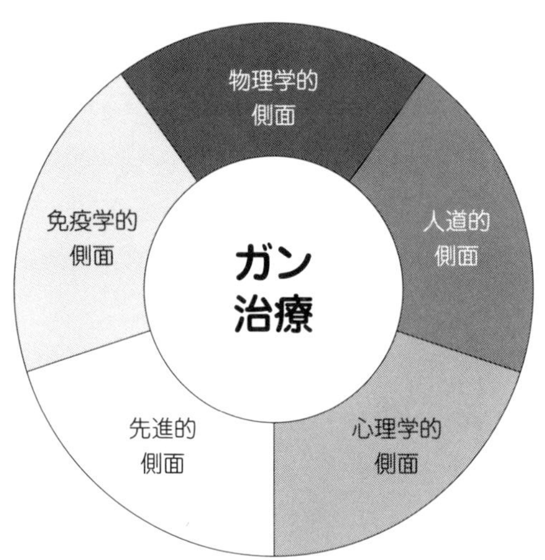

図5–①:ガン治療の5側面

準治療では「物理学的側面」の手術・放射線・抗ガン剤(乳ガン,前立腺ガンにはホルモン療法もあるが)しか行われていません。それればかりか,物理学的側面の治療法の中にも大きな欠落があるのです。それは「温熱療法」がほとんど取り組まれていないということです。

温熱療法とは,サーモトロンという装置【写真5–②】で患部をはさんで深部の温度を高める治療法です。ガン細胞は正常組織に比べ熱に弱いの

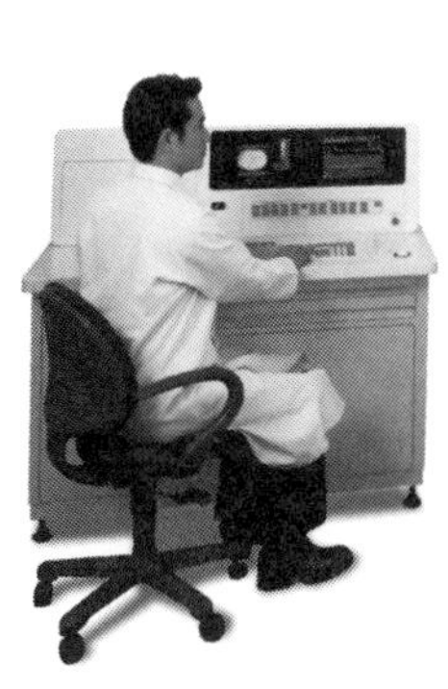
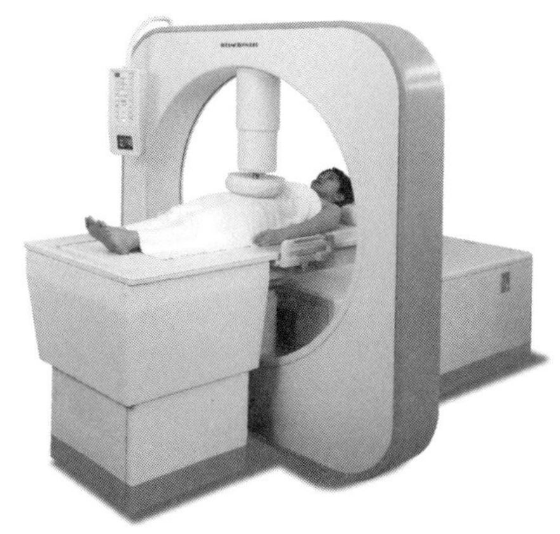

写真5-②：サーモトロン（温熱療法）

で，この熱によって破壊されます。

その一方で身体の免疫力は増強され，力関係が有利になります。また，増感作用といって抗がん剤や放射線の効果が増強されます。さらに，ヒートショック・プロテイン（HSP）と呼ばれる蛋白質が産生されます。HSPもガン細胞を退治する働きがあります。つまり，4種類もの効果が期待できる「一石四鳥」の治療法と言えるのです。しかも，副作用がないので何回でも続けられる体に優しい治療法であり，通常は3ヵ月8回のペ―スで健保適用となっています。

その効果を裏付ける京都府立医科大学発表のデータを紹介します。手術不能の膵臓ガンという，最も治療困難な病態に対し，抗ガン剤単独治療のガン抑制率は14.3％.に過ぎませんが，温熱療法と併用すれば57.1％と約4倍も効果がアップしました。平均生存期間で見ても，抗ガン剤単独治療では198日に対し，温熱療法併用では327日と大幅に長くなっていました。【表5-①】（文献5-②）

このように効果的で，しかも副作用が全くない優れたガン治療法が，我国のガン治療現場でどの程度活用されているでしょうか？ 答えは驚くべき数字です。全国がん診療連携拠点病院は（2019年4月現在）428施設あ

表5–①：切除不能膵ガンへの温熱療法の偉力！

	抗ガン剤単独	温熱療法併用
ガン抑制率	14.3%	57.1%
生存期間（中央値）	198日	327日

〈京都府立医大のデータ〉

りますが，温熱療法の機械を設置しているのは，たった17施設（4%）に過ぎません。つまり，ガン治療現場の96%では温熱療法が実施されていないといえる実態です！ これでは，ガンは治せません。温熱療法併用なしのガン治療を受けている患者は，それだけでもうガン難民状態にあると言わねばなりません。【表5–②】

「免疫学的側面」も現在の医療では全く無視され，初期治療（手術・放射線）後の生存率を左右するNK活性検査（第2章グラフ2–①参照）も全く行われていません。手術・放射線・抗ガン剤治療は患者の免疫力を低下させますが，それを回復させる何の方策も講じられていないのです。近

表5–②：温熱療法の機械設置状況

全国で温熱療法の機械を設置している病院＝94施設

全国がん診療連携拠点病院（地域がん診療病院含）＝428施設

温熱療法の機械を設置している拠点病院＝17施設（4%）

温熱療法が実施されていない県＝15県
（青森・秋田・山形・新潟・栃木・千葉・山梨・三重・石川
滋賀・山口・香川・徳島・高知・大分）

〈2019年4月現在〉

年，免疫チェックポイント阻害剤が一部のガンに使われるようになり注目されていますが，この効果も患者の持てる免疫力の強弱によって左右されることが指摘されています。

「先進的側面」とは，粒子線治療，4次元ピンポイント照射，ラジオ波凝固療法，ホウ素中性子補足療法，超高濃度ビタミンC点滴療法などがあげられます。標準治療が限界になった患者を根治の可能性のある，より進んだ治療法に繋げて行く努力も全く行われていません。

「心理学的側面」は第4章で紹介した心理療法によって，身体的ガン治療効果が大幅に高められることが明らかになっているにもかかわらず，日本の標準治療では全く無視されているのが現状です。

「人道的側面」の欠如は，次の2つの診察室の場面を見れば明らかです。

ある国立大学病院の診察室

医師「標準治療は一通りしましたが，ガンは悪化しています。これ以上治療法がないので後はホスピスへ行って下さい」

患者「どこも痛くないし，普通に生活できるのにホスピスは必要ないでしょう。ここで治療を続けて下さい」

医師「こちらには患者が多くて超多忙なので，治療法がない人が来られると困るんです」

信じがたい程の実話です。では，言われるままホスピスへ行くとどうなるのでしょうか？

東京の有名民間病院の緩和医療外来

患者「最近，食欲不振で困っています。食欲のでる薬を下さい」

医師「ここは生への執着をなくして，清らかな気持ちになって死を受け入れるようにするための場所です。あなたが，まだ生きたいともがいているのなら，ここには来なくてよろしい」

ベストのがん治療求め「患者組合」岡山で発足

学習会開催や情報誌刊行

がん患者や家族が団結して〝組合〟を結成し、手を尽くした医療の実現を訴えていく「生きがい療法ユニオン」の設立総会が８月20日、岡山市で開かれた。学習会の開催や情報誌の刊行を通じて「患者力」を磨き、ベストのがん治療を目指す活動をスタートさせる。

がん患者とモンブランに登頂するなど「生きがい療法」を実践し、笑いやイメージ訓練を取り入れた心理療法を研究してきたすばるクリニック（倉敷市新倉敷駅前）の伊丹仁朗院長が提唱。設立記念講演会は関係者120人が聴講した。

主治医の説明や治療方針に納得できず、別の情報や治療選択肢を探してさすらうがん難民は、ＮＰＯの調査で全国68万人（がん患者の53％）とも推計される。多くの医療機関がガイドラインに基づいた「標準治療」を重視している現状では、患者一人の力で別の選択肢を求めることには非常な困難が伴う。

伊丹院長は「生きがいと笑いだけではがんを治せない時代になった。闘う患者さんたちのグループをつくり、医師や弁護士とも協力してがん難民にならない取り組みを」と呼びかけた。

千葉ポートメディカルクリニック（千葉市美浜区）の今村貴樹院長は、患者一人一人の抗がん剤への感受性や副作用に合わせた投与法を重視するオーダーメード治療の必要性を説明。「『緩和ケアしかありません』と言われても、工夫すれば治療の余地のあるケースは多い」と指摘した。

ユニオンは任意団体として活動し、協力医を委嘱して治療法の相談などにも応じる計画。すでに患者や家族、ボランティアら52人が加入を申し込んでおり、さらに組合員を募っている。組合費年5000円が必要。原則として他のがん患者団体に所属している人は加入できない。

13日午後２時から国民宿舎良寛荘（倉敷市玉島柏島）で生きがい療法の公開講座を開く。問い合わせはユニオン事務局（086―525―8655、月・火・金曜日午前10時～午後３時）。（池本正人）

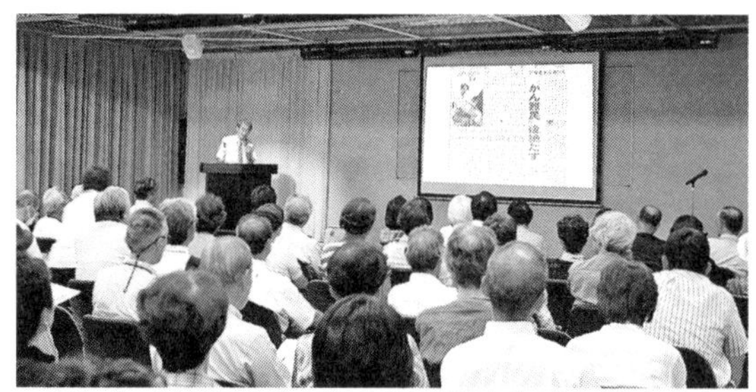

患者一人一人が手を尽くしたがん治療を受けられることを目指す「生きがい療法ユニオン」の設立総会

写真5-③：生きがい療法ユニオン結成の記事（2011年9月5日付，山陽新聞）

ここに紹介した実話は2例ですが，全国的に考えるとこのようにして，大量のガン難民が作り出されていると言えるのです。こうした現状に対して，ガン闘病者有志の呼びかけによって，「手を尽くしたガン治療を目指す患者組合」『生きがい療法ユニオン』（倉敷市）が2011年に結成され，活動を続けています。【写真5-③】

生きがい療法ユニオンは3大方針として次の活動に取り組んでいます。

(1) 各組合員がベストのガン治療を目指すための判断力・行動力（患者

力）を養うための学習活動を行なう。(2) 手を尽くした治療を受けられず，ガン難民状態にある組合員については，ご本人からの要請があれば，救援・支援活動に取り組む。(3) 日本のガン医療が，ガン難民を発生させない，手を尽くした医療への変革を目指し，必要な社会活動を行なう。

この活動はまさに，「世直しモリタ」の実践と言えるでしょう。

＊参考文献

文献 5-①：岸見勇美（2002）『森田正馬癒しの人生』春萌社.

文献 5-②：石川剛他（2008）「切除不能進行膵癌に対するゲムシタビン・温熱併用療法の有用性についての検討」日本ハイパーサーミア学会誌 24(4)：131-139.

第6章

今すぐできる手を尽くしたガン治療

―「標準治療の構造的欠陥」への対応策―

本書の主題は心理療法によって，ガンの身体面の治療効果を高めることです。しかし，欠陥だらけの標準治療のみを続けていたのでは，いくら心理面からの治療を懸命に取り組んでも，ガン克服は困難です。そこで，標準治療の欠陥を埋め，今すぐできる最善の治療の実行法を述べてみます。

1．初期治療から併用すべき治療

標準治療では，根治の可能性がある場合は，手術を中心として放射線や抗ガン剤の組み合わせが行われます。（乳ガン，前立腺ガンではホルモン療法もあります。）

そこで，ガンと診断された時からすぐ開始すべき方法をいくつか列挙してみます。

①**食べ物**：全ての種類のガンで牛乳製品は禁忌です。牛乳にはインスリン様成長因子（IGF-1）と呼ばれる，ガン細胞を増殖させる因子が含まれているのでガン闘病中の方は避ける必要があります。（文献6-①）（文献6-②）一方，大豆イソフラボンは乳ガン予防効果があるので，毎日多めに豆乳を摂取されることが推奨されます。（文献6-③）

また，緑茶には各種ガンの抑制効果が，埼玉・がんセンターなどの研究で明らかとなっているので，1日1ℓ位の飲用が望ましいと言えます。（文献6-④）

②**温熱療法**（健保適用）：この治療は，放射線や抗ガン剤の効果を大幅にアップするので，これらの治療中はぜひ併用すべきですし，さらに長期に継続するのが望ましいと言えます。（文献6-⑤）３ヵ月８回のペースで健保適用で実施できます。居住地近くで温熱療法を実施している病院がない場合でも，７～10日に１回のペースの治療ですから，少々遠隔の医療機関しかなくても出かける価値のある治療法です。

③**十全大補湯＋高麗人参**（健保適用）：がん研有明病院では，ガン治療に積極的に漢方を併用し，奇跡的とも言える著効例が多数発表されています。その代表的処方が十全大補湯です。また，高麗人参は韓国政府の研究でさまざまなガンの予防効果（肺ガンで0.30，胃ガンで0.33等リスク減）のあることが明らかにされています。ガン予防効果は再発予防効果にも通じると思います。高麗人参は「コウジン末」の薬品名で処方されています。（文献6-⑥・⑦）

④**シメチジン**（健保適用）：松本純夫医師（国立東京医療センター）らの研究によると，著明な転移抑制効果があり，進行大腸ガンでも非投与群の５年生存率は23.1％に対し，投与群では84.6％と格段の差があり，転移予防作用によるとされています。その作用機序から胃・食道・肺・膵・子宮・卵巣・乳ガンでも同様の効果が期待できるとされています。

本来，慢性胃炎などに使われる医薬品ですが，胃薬の中では唯一転移抑制作用のある優れものの薬です。胃薬を処方して貰う時には，シメチジンと指名してリクエストしましょう。（文献6-⑧）

⑤**重曹**（健保適用）：人間の体内は通常酸性状態にあるが，酸性環境ではガンが増殖しやすい。一方これをアルカリ性に保つとガン抑制効果が高くなる。簡単にアルカリ性に保つ方法として，重曹１日５ｇを服用するとよい。重曹は胃液と混ざると効果が弱くなるので，３回にわけて朝・夕食前と寝る前服用がベストである。（文献6-⑨）

⑥**メラトニン**：脳の松果体から分泌されるホルモンですが，21件の臨床試験を総括した結果，抗ガン剤単独を1.0とした場合，メラトニン併用群の１年目の死亡率は0.6，治療完全奏効率は2.53と著明な効果が認めら

れています。ガン闘病中の方の常用量は1日20mg（寝る前服用）で，安価なサプリメントとして通販輸入で入手可能です。（文献6-⑩）

⑦ビタミンD3：世界的な研究で，多くのガンの予防効果が示されています。乳ガン83％減，大腸ガン79％減，食道ガン63％減，膵ガン51％減などです。これは，再発予防や治療効果増強にも繋がります。常用量は1日3000IU（国際単位）ですが，まれに血液カルシウム値が増加する人があるので，服用1ヵ月後のカルシウムのデータが異常値の場合は，適量を担当医と相談して下さい。やはり，安価なサプリメントとして通販入手可能です。（文献6-⑪）

付録 **誤嚥性肺炎の予防法**：肺炎は日本人の死因の第3位で，その70％が誤嚥性肺炎です。60歳以上の方々は，喉の筋力が弱くなり，逆流した胃液を誤嚥して発症するもので，誤嚥性肺炎は「肺炎ワクチン」では予防できず，死亡リスクが90％と非常に高い危険な病態です。ガンを克服する前に肺炎で死亡しては大損です。以下の予防法を日々実行しましょう。

「**喉の筋力強化訓練**」:「**喉E体操**」を実行しましょう。歯を食いしばり口を「E」と言うときの形にし,「イ～」という発声を10回行います。「**開口体操**」は，10秒間大きく口を開け続けます。これも10回。「**ペットボトル体操**」では，500mlのペットボトルを思い切り吸ってペシャンコにし，その後息を吹いて膨らませる動作を1セットとして，10セット行います。

「**左向き寝**」：胃の形状と食道の位置関係から，左向き寝だと胃液の逆流が防げます。

「**一味とうがらし**」：唐辛子に含まれるカプサイシンという成分が，脳の嚥下中枢の働きを活発化します。一味とうがらしを毎食2～3回お汁やおかずに振りかけて食します。（文献6-⑫）

2. 先進医療の選択肢

標準治療では難治と考えられる場合，先進医療の検討が必要となります。その幾つかを挙げてみましょう。

①**粒子線療法**：放射線の一種で陽子線と重粒子線の２種類があり，何れもガンの部分に強い破壊力がある反面，周囲の正常組織には，ほとんどダメージを与えません。治療効果は外科手術と変わりませんが，身体的負担が少ないので，全身状態不良で手術困難な場合や，体力の乏しい高齢者でも比較的安全に治療できます。

適応は胃腸以外の15cm以下の固形ガンで，対象部位は頭頸部，頭蓋底，肺・肝（腫瘍３箇所以内），骨軟部腫瘍，膵・胆管・腎・子宮・乳・前立腺・縦隔などのガン，直腸ガン手術後局所再発などです。１回30分の治療で１～数週間の通院で行われます。（文献6−⑬）

②**ラジオ波焼灼療法**：局所麻酔にて，太さ1.5mmの針を超音波ガイド下でガン組織に挿入し，熱で死滅させる治療です。適応は，原発性か転移性の肝ガンで，単発5cm以内もしくは，3cm以内かつ３個以下となります。肺・腎では単発6cm以内もしくは，3cm以内かつ３個以下です。３日前後の入院が必要となります。（文献6−⑭）

③**血管内治療**：足の付け根にある動脈から，細い管（カテーテル）を挿入します。ガン組織に近づいたところで造影剤を注入し，ガン組織へ栄養を送る血管を撮影しながら見つけ，そこから抗ガン剤を注入します。そして血流を遮断するスポンジで塞栓します。

適応は原発性あるいは転移性肝ガン，胆管・肺・縦隔・頭頸部ガン，局所進行または再発乳ガンなどとなります。（文献6−⑮）

④**四次元ピンポイント照射**：植松稔先生が開発されたスーパーフォーカル・ユニットと呼ばれる装置による，最先端の高精度放射線療法です。

これによって，進行した食道ガン，肺ガン，転移性肝ガン，胃・大腸など，これまで放射線は適応外とされていた消化管のガン疾患など，10年間で3000件のガンを治癒させてきた驚異的な実績があります。世界で１

ヵ所，鹿児島のUMSオンコロジークリニックで行われています。（文献6-⑯）

⑤**ホウ素中性子補足療法**：この治療法は，まず元素の一種であるホウ素を投与すると，ガン細胞だけに取り込まれます。その後，放射線の一種・中性子線を外部から照射しますと，ガン細胞に取り込まれたホウ素と中性子が衝突することによって，粒子線の一種であるα線が発生し，ガン細胞だけを内部から死滅させるというものです。正常細胞には影響がありません。（文献6-⑰）

治療は1回で終わりますが，経過によっては再治療を検討することもまれにあります。

適応は，体表に近い部位の広範囲のガン，浸潤ガン，放射線治療後の再発ガンなどです。また，喉頭・下咽頭ガンなどでの手術による喉頭摘出を免れる可能性もあります。

現在，脳腫瘍・頭頸部・肝・肺ガン・骨軟部肉腫・中皮腫・皮膚ガンなどを対象に，全国9ヵ所の病院で臨床試験として実施されています。

⑥**腹膜播種（はしゅ）根治療法**：腹膜播種とは胃・大腸・卵巣ガンなどが腹膜に転移して広がった状態を指します。こうした場合，現在の標準治療では静脈からの抗ガン剤点滴しかなく，根治不能とされてきました。

一方，その根治を目指す国際的研究団体「腹膜播種治療支援機構」の医師達によって，腹膜播種根治療法が実施され成果を挙げています。その方法は，まず腹腔ポート（薬剤の注入口）を留置し，抗ガン剤を腹膜面へ直接注入します。静脈からの点滴のように全身を巡らないため，副作用が少なく高濃度の抗ガン剤が直接作用するので，大変効果的です。何度か繰り返し，頃合を見て開腹し，残存する腹膜播種を切除し根治をめざします。

このような優れた治療法が標準治療として行われていないのは，ガン診療拠点病院の怠慢ではないでしょうか？（文献6-⑱）

3．再発・転移・手術不能ガンも根治を目指して

現在，我国で行われている，その２つの方法を紹介します。

①**超高濃度ビタミンＣ点滴療法**：近年，米国国立がん研究所などを中心に開発された方法で，米国では１万人の医師がガン治療で実施しています。

抗ガン剤のように耐性化することがなく，副作用もない理想的なガン治療法です。点滴を週２回行い，点滴治療をしない日はリポ・カプセルビタミンＣ（ガン治療用のビタミンＣ）を１日４包内服します。

日本国内でも 400 ヵ所以上の医療機関で実施され，肺・膵・胃・大腸・乳ガンはじめ，転移を伴う各種のガンでその著効例が多数報告されています。（文献 6-⑲）

このように優れたガン治療法は，日本政府が国策として特例措置にて早急に健保適用にされるべきではないでしょうか？

②**済陽（わたよう）式食事療法**：ベテランの外科医である済陽高穂医師が考案した食事療法です。ステージⅣの各種ガンで寛解（治癒）＋改善率 61.2％というデータが発表されています。【表：6-①】

なかには，「乳ガン手術後，肺・脳・骨への多発性転移があったにもかかわらず，２年半で全て消失」「直腸ガンからの肝転移が 20 個以上あったものが，原発巣も含め 10 ヵ月後には画像上ほぼ消失」「胃ガンと同時に見つかった 100 ヵ所以上の肝転移が６ヵ月後には 10 個に減少」「10 センチの肺ガンから肝臓と卵巣への広範囲な転移があったが２ヵ月半でほとんど消えた」などの驚くべき症例が含まれています。（文献 6-⑳）

この食事療法も抗ガン剤のように耐性化しない，ステージⅣでも根治の可能性のある，有力な治療法と考えられます。

4．ガンが簡単に治る時代がもうすぐそこに

手術・放射線・抗ガン剤を使わず，副作用のない２つの治療法が，現

表6–①：済陽式ガンの食事療法の治療成績

寛解＋改善（57 + 200）257/420 = 61.2%						
臓器別症例数		寛解	改善	不変	進行	死亡
胃ガン	53	4	26	3	2	18
大腸ガン	113	10	65	2	5	30
肝臓ガン	18	3	5		1	9
膵臓ガン	40	6	10	1	1	22
胆道ガン	18	1	6		3	8
食道ガン	11	3	3			5
前立腺ガン	38	11	18	3	3	3
乳ガン	53	9	27	1	5	11
悪性リンパ腫	15	3	10			2
その他	61	7	30	2	10	12
総計	420	57	200	12	30	121

※（2016年3月）平均観察期間：5年

在，研究開発されています。

①**近赤外線免疫療法**：米国国立衛生研究所の主任研究員である小林久隆医師が中心となって，実用化を目指している方法です。治療の実際は，まずガン細胞の表面に結合する特殊な蛋白質（抗体）を静脈注射し，その後，近赤外線（※波長の短い赤外線）を体表面から照射すると，抗体が発熱しガン細胞だけが破壊されます。

米国ではすでに臨床試験が開始され，奏効率80%のデータも出ています。日本では，楽天の三木谷社長がバックアップし，実用化を目指しています。（文献6–㉑）

②**脂肪酸合成酵素（FAS）阻害剤**：米国ジョン・ホプキンズ大学では，ガン細胞が脂肪酸を大量に合成して分裂・増殖のエネルギーとして使っていることに着眼し，合成を阻害する薬を研究開発しました。基礎研究ではわずか1日で，ガン細胞に大きなダメージを与えることができ，正常細胞には全く悪影響を生じないことが明らかとなり，臨床試験の準備が進められています。（文献6–㉒）

このように，ガン治療の研究開発は日進月歩で進んでいます。ですから，現在困難な病状で苦労されている方も，本書で力説した心のチカラを活用したガン治療法も含め，身体面でも手を尽くした治療に取り組みながら，ガンが簡単に治せる日がくるまで，諦めずに元気で長生きを目指しましょう。

＊参考文献

文献6-①：ジェイン・プラント（2008）『乳がんと牛乳』径書房.

文献6-②：和田洋己他（2015）『がんに負けないこころとからだのつくりかた』WIKOM研究所.

文献6-③：Toi M, et al, Probiotic beverage with Soy isoflavone consumption for breast Cancer prevention., *Curr Nutr Food Sci.* 2013 Aug; 9（3）: 194-200.

文献6-④：菅沼雅美他「緑茶―実用的ながん予防物質―」最新医学，2004; 59（11）: 21-27.

文献6-⑤：日本ハイパーサーミア学会（2008）『がん温熱療法ガイドブック』毎日健康サロン.

文献6-⑥：星野恵津夫（2013）『漢方によるがん治療の奇跡』海竜社.

文献6-⑦：福田一典（2005）『漢方がん治療』コアラブックス.

文献6-⑧：松本純夫「明らかにされたシメチジンのがん転移抑制作用」月刊がん, 2003, 4月号; 40-41.

文献6-⑨：森省歩（2018）「アルカリ化食の底力」サンデー毎日，2018, 11月25日号.

文献6-⑩：Seely D, et al, Melatonin as adjuvant cancer care with and without chemotherapy: a systematic review and meta-analysis of randomized trials., *Integr Cancer Ther*, 2012 Dec, 11（4）: 293-303.

文献6-⑪：平柳要（2011）「ビタミンＤのガン予防効果」わかさ2011，5月号.
文献 6-⑫：「「誤嚥性肺炎」で死なないための「10 カ条」」週刊新潮，2017, 6 月 1 日号.
文献 6-⑬：「重粒子線治療・陽子線治療特集」がんの先進医療，2011, 3 月号，20-29.
文献 6-⑭：「「先端医療」がん病院 20」週刊新潮，2013, 4 月 18 日号
文献 6-⑮：「がんの血管内治療」統合医療でがんに克つ，2010, 11 月号，14-26.
文献 6-⑯：植松稔（2009）『明るいがん治療 2』三省堂.
文献 6-⑰：「日本の「ガン治療」はここまで進んだ！」週刊新潮，2016, 11 月 10 日号.
文献 6-⑱：星野恵津夫（2017）『がんに効く最強の統合医療』マキノ出版.
文献 6-⑲：柳沢厚生（2009）『超高濃度ビタミン C 点滴療法ハンドブック』角川 SSC 新書.
文献 6-⑳：済陽高穂・志澤弘（2016）『ガンが消えていく食事』マキノ出版.
文献 6-㉑：永山悦子（2017）『がん光免疫療法の登場』青灯社.
文献 6-㉒：NHK スペシャル取材班（2013）『病の起源―ガンと脳卒中』宝島社.

著　者

伊丹 仁朗（いたみ　じんろう）

1963年，岡山大学医学部卒業。

1981年頃より心身医学的側面からのガン・難病治療に取り組み，生きがい療法を開発。

ガン闘病者とのモンブラン登山や笑いの研究で知られる。

1995年，米国医学博士号を授与。

柴田病院・難治疾患研究部勤務，ルイ・パストゥール医学研究センター客員研究員を経て，現在，すばるクリニック・腫瘍内科（岡山県倉敷市）においてガンの治療及び研究にあたっている。

筒井 昭子（つつい　しょうこ）

柴田病院・難治疾患研究部診療助手を経て，現在，すばるクリニックGMとして勤務。

日本森田療法学会認定指導員。生きがい療法ユニオン事務局長。

ガン治癒力を高める心理療法

2020年2月22日　初版第1刷発行

著　者　伊丹仁朗，筒井昭子
発行者　石澤雄司
発行所　株式会社星和書店
〒168-0074　東京都杉並区上高井戸1-2-5
電話　03（3329）0031（営業部）／03（3329）0033（編集部）
FAX　03（5374）7186（営業部）／03（5374）7185（編集部）
http://www.seiwa-pb.co.jp

印刷・製本　中央精版印刷株式会社

　ISBN978-4-7911-1044-5